# KURZER LEITFADEN

FÜR DIE

# PUNCTION

DER

# PLEURA- UND PERITONEALERGÜSSE.

# KURZER LEITFADEN

FÜR DIE

# PUNCTION

DER

# PLEURA- UND PERITONEALERGÜSSE

VON

DR. B. NAUNYN,
PROFESSOR UND DIRECTOR DER MEDIZINISCHEN KLINIK AN DER KAISER-WILHELMS-UNIVERSITÄT STRASSBURG.

STRASSBURG.
VERLAG VON KARL J. TRÜBNER.
1889.

G. Otto's Hof-Buchdruckerei in Darmstadt.

Die hier folgende kurze Besprechung der Indicationen für die Punction von Pleura- und Peritonealergüssen und der Regeln, welche bei ihrer Ausführung zu befolgen sind, hatte ich vor vier Jahren für die siebente Versammlung Ostpreussischer Aerzte verfasst. Meine Absicht war lediglich, die Aerzte jener Provinz mit dieser wichtigen Encheirese näher zu befreunden.

Später erst bin ich darauf aufmerksam geworden, dass es an einem kurzen Leitfaden der Punctionen, in welchem der weniger erfahrene Practiker das zu seiner Orientirung nöthige beisammen findet, noch fehlt.

Ich habe ferner die Erfahrung gemacht, dass zur Ausführung der Punction immer noch complicirte Apparate Verwendung finden, während der hier empfohlene einfachste den zu stellenden Anforderungen sogar in höherem Maasse genügt.

Schliesslich fielen noch vor nicht gar langer Zeit von einer Stelle, die als autoritative gelten muss, Bemerkungen, welche die practische Bedeutung der Punctionen zu bemängeln schienen.

Deshalb habe ich mich zur Publikation dieses bisher nicht im Buchhandel erschienenen kurzen Leitfadens entschlossen, und ihn zu dem Zwecke etwas umgearbeitet.

Ich habe mich bemüht, in demselben ebenso dies zur Geltung zu bringen, dass die Probepunctionen und die Punctionen Eingriffe darstellen, welche nicht ohne die gebotenen Vorsichtsmassregeln ausgeführt werden dürfen, wie, dass ihre ausgiebigste Anwendung mit dem grössten Nutzen in der Praxis geschehen kann.

Strassburg, März 1889.

# INHALT.

Zu den allerwerthvollsten Fortschritten, welche die Neuzeit in der Behandlung innerer Krankheiten gebracht hat, gehört nach meiner Meinung die Einführung der Punction von Pleura- und Peritonealergüssen in die Reihe der unentbehrlichen und gewöhnlichen Eingriffe.

Ich selbst habe, seit 17 Jahren von der praktischen Bedeutung dieses Eingriffs überzeugt, die Punctionen an einem sehr reichlichen Material und bald sehr consequent ausgeübt und ausüben lassen; nachfolgende Bemerkungen geben die Maximen zu deren Entwicklung ich im Laufe der Zeit gelangt bin.

Die Punctionen der Pericardialergüsse bespreche ich nicht. Denn dieser Eingriff ist meist sehr gefährlich: Er geht oft nicht ohne Verletzung des Herzmuskels ab, und es ist derselbe nur in ganz seltenen Fällen nöthig. In manchen Fällen, in welchen er sich aufzudrängen droht, Fälle also, in welchen ein grosser Pericardialerguss die Punction zu fordern scheint, besteht daneben ein Erguss in der Pleura; es gelingt dann der Indicatio vitalis durch Punction des Pleuraergusses gerecht zu werden.

Auch die chirurgische Behandlung der eitrigen Pericardialexsudate scheint mir für eine kurze Besprechung wie sie allein in den Rahmen dieses Leitfaden passen würde, noch nicht reif.

# I. Die Technik der Punctionen.

1. Bei der Vornahme der Punctionen und Probepunctionen müssen die Cautelen der Aseptik gewissenhaft gehandhabt werden.

Für die punctio thoracis ist Vornahme unter Luftabschluss und sorgfältige Beachtung aseptischer Cautelen selbstverständlich; auch für die punctio abdominis ist Beides geboten. Zwar ist die Gefahr der Infection des Peritoneums bei der punctio abdominis im Einzelfalle nicht gross, doch ist sie vorhanden. Wenn dann die Punction, wie in vielen Fällen geschehen muss, 10 bis 20 mal oder noch öfter wiederholt wird, so ist doch die Gefahr, dass früher oder später das Peritoneum inficirt werde, gross genug; fast alle die Kranken, welche nach der so und so vielten Punction des Ascites angeblich an Collaps oder an Erschöpfung starben, sind einer Infection des Peritoneums unterlegen.

Erkrankungen der Haut und der Weichtheile wie Erysipelas und Phlegnone können, da sie selbst stark infectiös sind, die Asepsis bei der Punction illusorisch machen. Es ist fast selbstverständlich, dass man die Punction, wo eine derartige Erkrankung der Weichtheile besteht, nur im äussersten Nothfalle — wenn überhaupt — ausführen darf!

## Der Apparat.

2. Es sollen die Punctionen nur mit dem Troicart, nie mit der scharfen Nadel ausgeführt werden. Zur Probepunction wird eine wenig modificirte Pravaz'-sche Spritze benutzt, vgl. 6.

Die Anwendung der scharfen Nadel hat gegenüber dem Troicart (sofern er gut geschliffen ist) keinen wesentlichen Vortheil, Verletzungen der Lunge, des Darmes oder grösserer Artien kommen aber bei Anwendung der scharfen Nadel leichter vor wie bei Anwendung des Troicarts. Schon im Moment des Einstossens sind solche Verletzungen bei Anwendung der scharfen Nadel schwerer zu vermeiden;

deshalb sind auch die cachirbaren scharfen Nadeln (Fiedler) nicht zu empfehlen. Die nicht cachirbaren sind unbedingt zu verwerfen.

3. Man wendet zur Punction am besten den Potain'schen Troicart (vergl. Fig.) mit seitlich angesetztem Ausflussrohr (Fig f) an. Letzteres trägt nahe seinem Ende eine knopfförmige Anschwellung, über welche der Gummischlauch (nach Befeuchten des Knopfes mit Carbolsäurelösung) leicht hinübergezogen werden kann, und einen konischen Zapfen, auf welchen ein entsprechender metallener Ansatz passt, der dann seinerseits den Gummischlauch trägt; die letztere Einrichtung gestattet leichter das Abnehmen und Ansetzen des Gummischlauches, bringt indessen die — wenn auch geringe — Gefahr mit sich, dass einmal während der Punction der metallene Ansatz mit dem Gummischlauch abfällt. Die Dicke

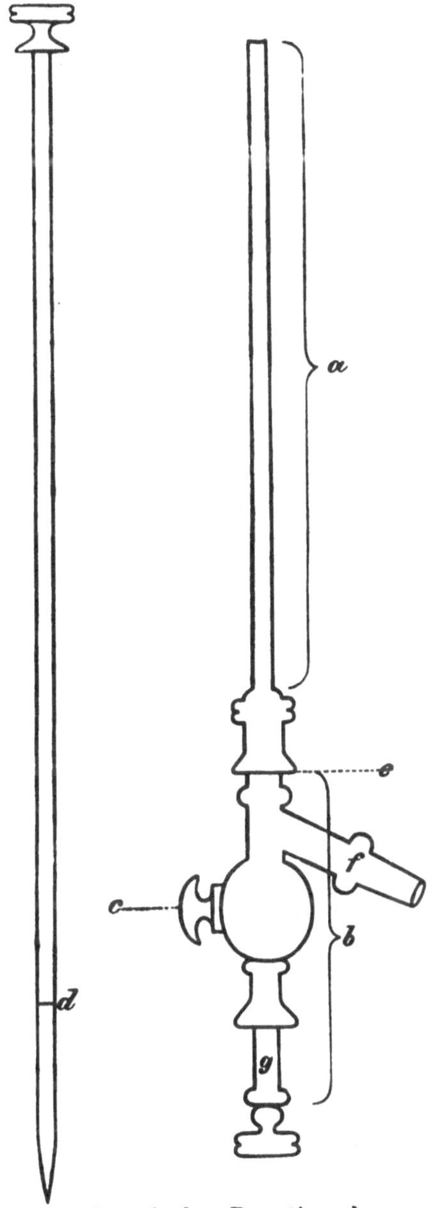

des Stilets darf nicht mehr wie 2 mm betragen, die Länge des Stichrohrs (a) darf nicht geringer wie 10 cm sein. Dies ist wenigstens in dem Falle nothwendig, wenn der Arzt nur über Troicarts einer Länge verfügt, da ein kürzeres Stichrohr bei starkem Anasarka für die punctio abdominis zuweilen nicht ausreicht. Stärker wie angegeben soll der Troicart nicht sein, weil stärkere Troicarts eine zu bedeutende Verletzung machen, auch das Abfliessen der Flüssigkeit durch dieselben schneller erfolgt als es oft wünschenswerth ist.

Die Troicarthülse trägt im Aufsatzstück (Fig. b) einen Hahn (c), um das Rohr beim Zurückziehen des Stilets zu schliessen. Damit dies zeitig und, ehe das Stilet das Rohr verlässt, geschehe, ist an dem Stilet eine Marke (d) eingekratzt; das Erscheinen dieser Marke ausserhalb des Rohres beim Zurückziehen des Stilets zeigt an, dass die Spitze des letzteren den Hahn nach rückwärts passirt hat; meist ist heut der Troicart so eingerichtet, dass das Stilet nicht weiter herausgezogen werden kann als nothwendig ist, damit der Hahn geschlossen werden kann. Bei Troicarts dieser letzteren Art wird nach dem der Hahn geschlossen und ebenso zur Desinfection das Stilet mit dem obersten Ansatzstück (g) zusammen abgenommen. Die Troicarts müssen sauber gearbeitet sein, insonderheit ist darauf zu achten, dass der Hahn (c) nicht zu schwer geht, doch durchaus luftdicht schliesst und dass das Stilet in die Hülse bequem passt aber dicht schliesst.

Letzteres ist nothwendig, damit nach Füllung des Apparates mit Carbolsäurelösung (vergl. 8) diese nicht beim Hantiren mit den Instrumenten schon vor dem Einstich ausfliesst.

Vor Allem ist es wichtig, dass am Stichende die Troicartröhre fest (federnd) um das Stilet schliesst; ist dies nicht der Fall, so kann das Einstechen des Troicarts bei der Punction sehr schmerzhaft, ja geradezu schwierig werden. Es kommt dies bei alten vielgebrauchten Troicarts gelegentlich vor.

Vor dem Gebrauche überzeuge man sich davon, dass

die Ansatzstücke überall auf ihren Zapfen fest aufgesetzt sind und festsitzen, damit nicht etwa, wie es sonst vorkommt, ein Ansatzstück, während der Punction abfällt, was sehr fatal ist, da es die Punction unterbricht und vorübergehend den Luftabschluss aufhebt.

Am sichersten wird das Abfallen der Ansatzstücke durch einen sogenannten Bayonnetverschluss unmöglich gemacht, doch hat der Bayonnetverschluss den Nachtheil, dass er weniger leicht dauernd luftdicht gearbeitet werden kann.

4. Auf den Knopf des seitlichen Ausflusses (f) ist wie gesagt ein nicht zu schwer, doch fest passender Gummischlauch gezogen, oder der Schlauch ist über ein metallenes Ansatzstück gezogen, mittelst welches er auf den betreffenden Zapfen des Ausflusses aufgesetzt wird. Es ist zweckmässig den Schlauch an irgend einer Stelle durch Einschaltung eines etwa 6 cm langen Glasrohres zu unterbrechen. Der Schlauch muss von weichem (schwarzem) Gummi und etwa einen Meter lang sein.

5. Der praktische Arzt muss über zwei Troicarts verfügen, damit, nachdem am einen das Stilet stumpf geworden ist (nach 8—10 Punctionen) oder sonst etwas schadhaft geworden ist, bis zur stattgehabten Reparatur der andere verwendet werde.

6. Zur Probepunction bedient man sich einer Pravaz'schen Spritze mit etwas längerer, 5—6 cm langer dünner ungefähr 1/2 mm im Lichten weiter Nadel. Solcher Nadeln sind im Etui zwei vorhanden. Man unterlasse nicht zunächst regelmässig nur von der einen Gebrauch zu machen, bis diese stumpf ist, dann ist die andere noch brauchbar, bis die erste wieder geschliffen ist.

7. Man vergesse nie unmittelbar vor der Probepunction sich davon zu überzeugen, dass der Stempel der Pravaz'schen Spitze vollkommen luftdicht schliesst und dass derselbe nicht etwa aufgezogen ist.

Schärfe der Nadel und des Troicarts ist sehr wichtig.

## Die Desinfection der Instrumente.

8. Die für die Probepunction bestimmte Pravaz'sche Spritze (vergl. 6) soll nur diesem Zwecke dienen. Sie ist vor dem Gebrauche mit 5proc. Carbollösung mehrfach anzuspritzen oder, falls — wie sehr häufig — der Stempel der Spritze durch Eintrocknen undicht geworden ist, bleibt sie mit 5proc. Carbolsäurelösung gefüllt liegen, bis der Stempel wieder dicht schliesst. Schliesslich ist sie mit schwächerer (3proc.) Carbolsäurelösung aus- und abzuspülen.

Die Nadel ist nach Brauchbarmachung der Spritze durch mehrfaches Ausspritzen und Abwaschen mit 5proc. und darnach 3proc. Carbolsäurelösung sorgfältig zu desinficieren. Das nachträgliche Abwaschen mit 3proc. Carbolsäure ist überall zweckmässig, da bei sehr empfindlicher Haut die 5proc. Carbolsäurelösung stark reizend wirkt.

Im Nothfall kann man die Probepunction mit der gewöhnlichen Pravaz'schen Spritze (zur subcut. Inject.) ausführen und bei Mangel von Carbolsäurelösung die Desinfection mit Brennspiritus bewerkstelligen.

9. Unmittelbar vor der Punction ist der Troicart nebst Gummischlauch mit 5proc. Carbolsäurelösung zu desinficiren; zu dem Zweck legt man nach Entfernung des Stilets den Troicart mit offenem Hahn in eine Schaale mit der desinficirenden Flüssigkeit; man saugt am freien Ende des Schlauches ein wenig und lässt durch den Schlauch — wie beim Hebern — genügend lange die antiseptische Lösung ausfliessen. Das Stilet wird für sich desinficirt. Dann wird, während der ganze Schlauch und Troicart mit der Carbolsäurelösung gefüllt ist, das Stilet eingeführt; während dieses Actes ist der Schlauch zuzukneifen, damit nicht die Carbolsäurelösung aus dem Apparat ausfliesst. Schliesslich wird der gefüllte Apparat in 3proc. Carbolsäurelösung gelegt.

10. Nach Ausführung der Probepunction und ebenso der Punction sind die gebrauchten Instrumente erst mit Wasser und dann mit Carbolsäurelösung (wie in 8 und 9) zu reinigen. Die Nadel ist durch mehrfaches Durchsaugen

von Luft mittelst der Spritze zu trocknen. In die Nadel wird dann ein Silberdraht, in die Stichröhre das Stilet eingeführt. Vor dem Fortlegen des Troicarts zieht man zweckmässig letzteres noch einige Male heraus und trocknet es jedesmal sorgsam ab, damit so die Stichröhre im Innern möglichst getrocknet werde. Man verwahrt den Apparat, nachdem man das Stilet herausgezogen und nochmals gut abgetrocknet und eingeölt hat. Auf die Spitze des Stilets steckt man einen Kork.

11. Vor der Probepunction wie vor der Punction seift man die Haut des Patienten an der Stelle, an welcher der Eingriff geschehen soll, gründlich unter Anwendung einer Bürste ab; danach folgt eine zweite gleiche Abseifung mit 3proc. Carbolsäurelösung oder 1 pro Mille Sublimatlösung. Unbedingt ist desinficirende Abwaschung der Haut mit Carbolsäure oder Sublimatlösung vor der Punction selbst nöthig.

12. Vor der Probepunction wie vor der Punction seift sich der Operateur die Hände und Nägel gründlich unter Anwendung der Bürste und einer antiseptischen Lösung ab.

## Die Ausführung der Punction.

### Allgemeines.

13. Es ist bei Pleuraergüssen fast immer zweckmässig, der Punction eine Probepunction voranzuschicken, denn es wird dadurch das Vorhandensein des flüssigen Exsudats ohne Gefahr ganz sichergestellt; ferner ist dies deshalb zweckmässig, weil doch gelegentlich da, wo man ein seröses Exsudat erwartet, ein eitriges vorliegt, und es ist besser, dass man sich hiervon durch die Probepunction überzeugt. Denn eitrige Pleuraexsudate soll man überhaupt nur bei Trousseau'scher Indication punctiren. (Vergl. 14, 55). Beim Ascites ist die Probepunction unnöthig und auch wegen der grösseren Gefährlichkeit der scharfen Nadel für einen etwa vorliegenden Darm vielleicht nicht unbedenklich. Bei kleinen abgesackten Peritonealexsudaten (die meist eitrig — oder tuberkulös — sind) kann sie nöthig sein. Man

halte es als Regel fest, dass — wo die Probepunction gemacht ist — die Punction nahe neben der Stelle der Probepunction statthabe.

14. Wo man ein eitriges Exsudat bei der Probepunction gefunden, ist fast ausnahmslos die Eröffnung der betreffenden Höhle durch Schnitt nöthig (vergl. 55). Man beeile nach solcher Probepunction die Vorbereitung zu dieser Operation, weil namentlich bei jauchigen, aber auch bei einfach eitrigen Exsudaten der spontane Durchbruch der Probepunction sehr schnell (nach 2—3 Tagen) folgen kann. Offenbar ist hier die Infection des Stichcanals beim Herausziehen der Nadel im Spiele. Natürlich droht dies in noch höherem Grade, wo etwa ein eitriges (oder jauchiges) Exsudat mit dem Troicart punctirt wurde.

15. Zur Pleurapunction wird der Kranke auf einen Stuhl ohne Lehne gesetzt. Die Punction des Ascites nimmt man am besten vor, indem der Kranke in einem Lehnstuhl oder Sopha sitzt. Doch können beide auch im Bett ausgeführt werden. Man vermeide alle unnütze Entblössung.

16. Bei der Probepunction führe man die Nadel sicher und stetig doch nicht zu schnell vor! man bemerkt bei der so gleichsam tastend ausgeführten Punction manches von Wichtigkeit: man fühlt es, wenn die Nadel durch harte Schwarten vordringt, man nimmt es sogleich wahr, wenn dieselbe statt in das gesuchte Exsudat in ein Organ mit respiratorischer Verschiebung — Lunge — Leber — Milz vordringt. Das Einstechen und das Ausziehen des Troicarts muss stets mit einem schnellen Stosse bezw. Zug geschehen; so ist der Eingriff, falls Nadel bezw. Stilet scharf ist, für den Kranken sehr wenig schmerzhaft. Bei der Punction mit dem von mir empfohlenen Potain'schen Troicart achte man darauf, dass das Stilet beim Einstechen nicht etwa zurückweicht, was leicht geschieht, falls es lose in der Stichröhre sitzt und nicht sehr scharf ist, oder wenn man auf die Rippe stösst. Man vermeidet das Zurückweichen des Stilets, indem man den Troicart beim Einstechen so in die Hand nimmt, dass die Hohlhand auf dem Knopf des Stilets aufliegt.

17. Es kann sich fast in jedem Falle ereignen, dass man bei der Probepunction oder Punction keine Flüssigkeit findet oder dass wenigstens keine solche oder — was bei Punctionen die gleiche Bedeutung hat — nur wenige Cubikcentimeter ausfliessen. Dann ziehe man sofort die Nadel oder den Troicart wieder heraus und punctire, falls man seiner Sache genügend sicher zu sein glaubt, ein zweites, drittes Mal oder selbst noch öfter je nach der Sachlage an einer benachbarten oder auch entfernteren Stelle.

Auf diese Möglichkeit mache man den Kranken oder seine Umgebung stets in geeigneter Weise vorher aufmerksam.

18. Die Gründe dafür können sehr verschiedene sein.

a) Man hat nicht tief genug gestochen. Dann mag man, aber nur bei der P r o b e p u n c t i o n (mit aufgezogenem Stempel der Spritze) vorsichtig noch tiefer gehen.

b) Man hat zu tief gestochen. Ist dies geschehen, so sieht man, wenn man, wie in solchem Falle räthlich, Troicart oder Nadel langsam herauszieht, bei einer bestimmten Stellung des Instrumentes plötzlich Flüssigkeit folgen.

Es kommt das eine wie das andere bei aller Umsicht vor. In beiden Fällen sieht man, wenn überhaupt etwas, so reines Blut ausfliessen. Im zweiten Falle zeigt Troicart oder Spritze oft respiratorische Bewegung im ersten nicht.

c) Das „Steckenbleiben in den fibrinösen Gerinnseln“ kommt sehr selten vor, ebenso Verstopfung der Canüle.

d) Es liegt ein abgesacktes kleines Exsudat vor und man hat an falscher Stelle punctirt; dann geben die an anderen Stellen wiederholten Punctionen schliesslich das gewünschte Resultat — wie oben gesagt. Vergl. 27.

e) Dass die Zähigkeit der Flüssigkeit Schuld hatte, habe ich bei der P r o b e p u n c t i o n nie erfahren. Einige Tropfen mindestens erhielt ich stets, wo Flüssigkeit vorhanden war und selbst bei dickstem Eiter. Die Entleerung grösserer Mengen eitrigen

Exsudats misslingt allerdings bei Anwendung des capillaren Troicarts oft wegen der Zähigkeit des Eiters. Man sollte deshalb ein eitriges Exsudat, wenn es wegen Trousseau'scher Indication punctirt werden muss, lieber stets mit etwas weiterem (Thompson'schen) Troicart punctiren. Vergl. 14 u. 28.

f) Dass keine Flüssigkeit vorhanden sei, ist erst erwiesen, wenn mehrere Punctionen oder Probepunctionen erfolglos bleiben. Vergl. 27.

19. Ist der Troicart eingestossen, so fixirt man denselben mit einer Hand und zieht mit der anderen das Stilet vorsichtig soweit zurück, dass der Hahn geschlossen werden kann. Erst nachdem dieser geschlossen ist, zieht man das Stilet ganz heraus, oder nimmt es mit dem Ansatzstück (vgl. Fig. g) zusammen ab.

20. Nun fliesst zunächst die Carbolsäurelösung, welche den Schlauch füllte, in das unterstehende Gefäss (am besten ein reines Glasgefäss) aus; die ersten Tropfen der dann folgenden Flüssigkeit sind in der Regel flockig getrübt (Carbolsäurelösung-Eiweiss-Niederschlag). Bald ist das Schlauchende von Flüssigkeit bedeckt; man lässt nun am besten den Schlauch ruhig in der Flüssigkeit liegen, bis Alles ausgeflossen ist oder bis man genug entzogen hat oder bis man das Gefäss wechseln muss. Ob der Ausfluss noch fortdauert, kann man fast immer erkennen, auch wenn der Schlauch in der entleerten Flüssigkeit liegt. Erkennt man es nicht, so muss man ihn vorsichtig aus der Flüssigkeit herausheben. Während des Ausfliessens werde der Troicart sanft, ohne Zug oder Druck auszuüben und ohne ihn hin und her zu bewegen, fixirt.

Wenn, wie nicht ungewöhnlich, der Hahn oder eine der Verbindungen am Apparat nicht ganz luftdicht ist, so fliesst die Flüssigkeit oft (wie man in der in den Schlauch eingeschalteten Glasröhre sieht) mit Luft gemischt aus. Es ist dies dadurch bedingt, dass die durch den Schlauch abfliessende Flüssigkeitssäule durch die undichten Stellen des Apparates Luft aspirirt. Ich sah niemals Schaden dadurch entstehen, obgleich es klar ist, dass in Folge davon bei

Pleurapunction geringe Luftmengen in die Pleura eintreten können.

21. Der Höhenunterschied zwischen der Stichstelle am Körper des Kranken und dem Spiegel der ausgeflossenen Flüssigkeit im Sammelgefäss darf nicht grösser wie höchstens 70 cm sein, sonst wird die Saugwirkung der Flüssigkeitssäule im Gummischlauch zu stark.

22. Hört die Flüssigkeit langsam zu fliessen auf — der Strahl wird weniger kräftig, schliesslich folgen nur einige Tropfen und dann nichts mehr — so ist das Exsudat entleert und die Punction zu beenden, falls dies nicht schon früher (vergl. 20) geschehen musste. Wird der Ausfluss des bisher noch kräftigen Strahles plötzlich unterbrochen, so hat sich meist etwas vom Höhleninhalt vor die innere Wandung des Troicarts vorgelegt oder die Troicartsröhre ist durch ein Gerinnsel verstopft. Letzteres ist selten der Fall. Falls ersteres die Ursache ist, so empfindet häufig die Hand, welche den Troicart fixirt, in dem Moment, in welchem der Ausfluss aussetzt, ein Gefühl, als ob innen ein harter Körper gegen denselben streift. Man mag dann die Punction beenden; falls aber weitere Entleerung von Flüssigkeit durchaus wünschenswerth ist (vergl. 34), mag man versuchen, ob durch vorsichtiges Heben oder Senken oder Seitlichbewegen des Aussenendes des Troicarts der Ausfluss wiederhergestellt werden kann. Gelingt dies, so wird der Troicart vorsichtig in der Stellung gehalten, welche den Erfolg schafft. Fast immer indessen hört der Ausfluss dann aus gleicher Ursache bald wieder auf; dann mag man sehr vorsichtig das Gleiche noch einige Male versuchen.

23. Nach Beendigung der Punction und Entfernung des Troicarts wird etwa ausfliessendes Blut mit aseptischer Verbandwatte aufgetupft, wenn nöthig, die unbedeutende Blutung durch Compression mittelst solcher gestillt, das Operationsfeld mit Watte und 3proc. Carbollösung gereinigt und schliesslich die Stichöffnung mit in gleicher Carbollösung angefeuchtetem sog. Emplastr. animale geschlossen. Nach der Punction bleibt der Kranke einen Tag im Bett.

Ich warne unbedingt davor die Operation „ambulant" (d. h. bei ambulanten Kranken) vorzunehmen.

24. Als Zeichen des schlimmsten Unglücksfalls, der sich bei den hier besprochenen Punctionen überhaupt ereignet, kann nach dem Herausziehen der Troicarthülse heftiges und dauerndes Bluten aus der Stichöffnung auftreten; das Blut ist hellroth und der Blutstrom zeigt die für arterielle Blutung charakteristische Anschwellung mit jedem Arterienpuls, dann ist eine grössere Arterie angestochen.

Es sind sicher mehrere Tausend Punctionen, die ich ausgeführt habe oder habe ausführen lassen, unter diesen ist das Unglück dreimal vorgekommen und zwar alle dreimal bei Anwendung des vorn beschriebenen Troicarts. Zweimal wurde bei Punctio abdominis die epigastrica inferior, einmal bei Punctio pleurae die intercostalis angestochen. In den beiden Fällen von Verletzung der epigastrica wurde die Blutung durch consequente Digitalcompression ohne Schwierigkeit gestillt. Auch in dem Falle von Verletzung der Intercostalarterie war sogleich comprimirt worden, doch der Patient, schon vor der Punction aufs äusserste collabirt starb in wenigen Minuten — es war schnell eine enorme Blutung in den Thoraxraum zu Stande gekommen. Die angestochene Intercostalis fand sich abnorm weit, ihre Wandung stark atheromatös entartet.

## Specielles.

### Pleuraergüsse.

25. Bei der Probepunction, noch vielmehr aber bei der Punction von Pleuraexsudaten ist es sehr wichtig, dass man nicht nur die Rippe vermeidet, sondern auch genau in der Mitte des Intercostalraumes (zwischen zwei Rippen) einsticht, sonst drückt der Troicart leicht gegen die Rippe und dies macht Schmerzen. Man setze, um die Intercostalräume auf der kranken Seite zu erweitern, den Kranken so, dass er etwas nach der gesunden Seite hinübergebeugt

ist, dann lässt man ihn die Hohlhand der kranken Seite auf die Schulter der gesunden Seite legen; nun sucht man die Stelle, an welcher man punctiren will. Man palpirt sorgfältig mit der Fingerspitze, bis man sich genau von der Lage des gewählten Intercostalraums, dem obern und untern zugehörenden Rippenrande unterrichtet, dann markirt man den Punkt in der Mitte des Intercostalraums (zwischen beiden Rippen) durch Eindrücken des Nagelrandes und hebt den markirenden Finger erst unmittelbar vor dem Einstechen ab.

Findet man beim Einstechen erheblichen Widerstand, dann ist man doch auf eine Rippe gestossen; dann empfindet der Kranke heftige Schmerzen. Man ziehe sogleich zurück und punctire noch einmal, falls es nicht ganz leicht gelingt, durch Aufwärts- oder Abwärtsneigen der Spritze oder des Troicarts und Verschieben der Haut die Rippe zu umgehen. Vergl. indessen das eben Gesagte.

26. Bei grossen Ergüssen, bei welchen man die Wahl hat, punctirt man zweckmässiger Weise im 6. Intercostalraum, wenige Centimeter hinter der Axillarlinie. Liegt ein bereits im Durchbruch begriffenes eitriges Exsudat vor, so wird man, wenn man überhaupt punctiren muss, die Stelle wählen an der circumscriptes Oedem oder fühlbare Fluctuation den drohenden Durchbruch anzeigt.

27. Für die Wahl des Ortes ist bei der Suche nach kleinen pleuritischen Exsudaten folgendes Paradoxon der Beachtung zu empfehlen: man punctire bei diesen, welche gewöhnlich hinten oder seitlich unten, sehr viel seltener vorn unten sitzen, immer an der oberen Grenze der pleuritischen Dämpfung. Es ist gar nicht ungewöhnlich, dass hier die Probepunction Erfolg hat, während sie weiter abwärts, wo Dämpfung und die übrigen physikalischen Phänomene des Exsudats viel deutlicher erscheinen, erfolglos bleibt. Offenbar ist hier Verlöthung der complementaren Pleurasinus im Spiele.

Uebrigens sei man darauf gefasst, dass man kleine circumscripte Exsudate erst nach manchen resultatlosen Probepunctionen findet! Wo ausreichender Verdacht auf eitrige Beschaffenheit des gesuchten Exsudates vorliegt, vergl. 28, darf man sich also keineswegs mit einer oder wenigen Probepunctionen zufrieden geben.

28. Das Ergebniss der Probepunction ist nicht immer leicht sicher zu deuten: Immer zweifellos ist das Resultat, wo ein seröses Exsudat vorliegt, hier erhält man, wenn das Exsudat eine irgend erhebliche Grösse hat, wohl stets eine volle Spritze rein seröser Flüssigkeit; erhält man weniger, so ist das Exsudat sehr klein und — so lange es serös! — für die Punction ohne Bedeutung. Bei eitrigen Exsudaten muss man zuweilen mit wenigen Tropfen der eitrigen oder jauchigen Flüssigkeit zufrieden sein! Doch sei man dann sehr vorsichtig, denn solche winzigen Eitermengen können auch aus der Lunge (Cavernen und Bronchektasen selbst Infiltraten) stammen. In solchem Falle sieht man häufig die Spritze sich schnell mit Luft füllen, die in grossen Blasen eintritt und die geringen Eitermengen mitführt. Dies kommt aber auch bei Pyopneumothorax vor. Doch bekommt man dann leicht eine Spritze von Eiter oder Serum wenn man tiefer punctirt. Als Regel ist sonst festzuhalten: wenn man bei der Probepunction Luft erhält, war man in der Lunge! Natürlich kann man auch aus einem Abscess oder Gangränherd in der Lunge selbst bei der Probepunction eine Spritze voll Eiter etc. (ohne Luft!) erhalten.

29. Pleuraexsudate brauchen nie in einer Sitzung vollständig entleert zu werden, es ist vielmehr meiner Ansicht nach am besten, wenn der Praktiker es als Regel festhält, nie mehr als 1000 ccm in einer Sitzung zu entleeren. Gewöhnlich fliesst beim Beginn der Punction der Strahl kräftig aus ohne erhebliche Schwankungen bei In- und Exspiration zu zeigen; diese werden gegen das Ende deutlich. Stockt dann während der Inspiration der Ausfluss ganz, so soll man unter allen Umständen aufhören.

30. Entleert man mehr wie 1000 ccm in einer Sitzung, so kann Lungenruptur eintreten, was freilich sehr selten ist. Ich sah dies in einem Fall: Ein schnell zur Resorption gelangender Pneumothorax war die Folge. Sehr häufig aber treten andere störende Ereignisse auf.

a) Hustenreiz. Wenn derselbe während der Punction eintritt und sehr quälend wird, soll man bald aufhören, auch falls der Ausfluss noch kräftig andauert und 1000 ccm noch nicht erreicht sind. Bei zu reichlicher Entleerung tritt dieser Hustenreiz zuweilen oft erst später ein und wird erst nach der Punction recht lästig.

b) Ganz ähnlich wie mit dem Hustenreiz geht es mit gelegentlich — im Uebrigen selten — eintretenden stärkeren pleuritischen Schmerzen.

Von diesen Ereignissen (a und b), welche beide auf der Ausdehnung der vorher comprimirten Lunge bei und nach der Entleerung der Flüssigkeit beruhen, ist ersteres das weitaus häufigere. Es hat ausser der Qual für den Kranken keine besondere Bedeutung. Die Schmerzen nach der Punction sind fast immer sehr gering und durch eine Morphiuminjection (beiläufig bemerkt, man gebe nach Punctionen nie grosse Dosen, da die Morphiuminjection zuweilen nach der Punction ungewöhnlich intensiv wirkt) oder auch eine aufgelegte Eisblase leicht zu beseitigen. Sind sie andauernd und quälend, so sei man auf der Hut, ob nicht das Exsudat vereitert.

c) Ohnmachtartige Zufälle treten als Folge des psychischen Eindrucks nur bei sehr empfindlichen Patienten und nur sehr selten ein. Nach zu reichlichen Entleerungen scheinen gelegentlich schwerere Zufälle der Art vorzukommen. Wirklich schwerer, gar tödtlicher Collapse kann ich mich (ausser dem unter 24 erwähnten Fall von Verletzung der Intercostalarterie und 2 oder 3 andern Fällen, in welchen allen es sich um schon vor der Punction geradezu moribunde Patienten handelte) aus meiner Erfahrung nicht entsinnen.

d) Sehr reichliche Expectoration seröser Flüssigkeit kommt meist auch nur nach sehr reichlicher Entleerung vor. Sie kann sehr quälend und ängstigend werden. Tödtlich werden sah ich sie nie. Die Ursache dieser serösen Expectoration ist ein partielles Lungenoedem d. h. in den durch die Punction ausgedehnten Lungenpartien: Die expectorirte Flüssigkeit enthält gelegentlich viel mehr Eiweiss als das punctirte Exsudat, woraus hervorgeht, dass dieselbe nicht in die Alveolen übergetretenes Exsudat darstellt.

Durch unvollständige Entleerung des Pleuraergusses habe ich niemals Schaden gesehen. In einem einzigen Falle erfolgte allerdings in der Nacht (etwa 12 Stunden nach der Punction) ein reichliches spontanes Ausfliessen des Ergusses aus der Stichöffnung. Oefters sieht man an der Stichstelle eine begränzte und geringe Hervorwölbung der Haut auftreten; es bedarf aber nur ganz kurzer Zeit bis sich der Stichkanal fest schliesst.

## Peritonealergüsse (Ascites).

31. Bei bestehendem starkem Anasarka der Bauchdecken führe man die Punction stets mit recht langem Troicart aus. Es ist die Dicke der Bauchdecken in Folge des Oedems oft viel beträchtlicher, wie man glaubt, und es kommt vor, dass man mit einem Troicart von der gewöhnlichen Länge nicht bis in die Peritonealhöhle eindringt!

32. Man punctirt bei Ascites am besten ungefähr 1—2 cm nach rechts oder links von der Mittellinie in der Mitte zwischen Nabel und Symphysis pubis oder etwas tiefer.

Bei abgesackten Exsudaten punctirt man möglichst in der Mitte des Exsudats.

33. Man überzeugt sich stets unmittelbar vor der Punction durch Percussion davon, dass nicht etwa ein Darm vorliegt. Auch denke man daran, dass die Harnblase nicht überfüllt sein darf.

34. Bei der Punction des Ascites entleert man stets die Flüssigkeit so vollständig wie irgend möglich; denn falls grössere Mengen von Flüssigkeit

in der Bauchhöhle zurückgeblieben sind, ereignet es sich leicht, dass die Flüssigkeit nach Beendigung der Punction durch den Stichcanal auszufliessen fortfährt. Gelegentlich fängt selbst dann, wenn der Ascites vollständig entleert zu sein scheint, nach einigen Stunden oder auch Tagen wieder an Flüssigkeit aus der Stichöffnung hervorzutreten. Meist bestand dann Oedem der Bauchwandung und es handelt sich um Oedemflüssigkeit — doch nicht immer. In manchen Fällen kommt man zur Ueberzeugung, dass es sich doch um Ausfluss von Ascitesflüssigkeit handelt; der Stichcanal scheint bei Oedem der Bauchdecken viel unsicherer zum Verschluss zu kommen. Beides ist stets ein nicht ungefährliches Ereigniss, es führt leicht zur Infection des Peritoneum. Wenn dies nachträgliche Ausfliessen eintritt, so bedecke man einfach die Stichöffnung mit einem kleineren Stück aseptischer Watte, lege darüber ein sehr grosses Stück Salicylwatte, wechsle alle Tage den Verband zweimal, wasche beim Verbandwechsel die Bauchwand mit desinficirender Flüssigkeit, streue jedesmal einige Körnchen Jodoform auf die Stichöffnung und warte ab, bis sich der Stichkanal von selbst schliesst, was zuweilen erst nach 4—5 Tagen geschieht.

# II. Ueber die Aufgaben und Grenzen der Punctionstheraphie.

35. Die Aufgaben der Punctionstheraphie sind:

a) Die Beseitigung oder Verminderung der durch die Ergüsse bedingten Beschwerden und Functionsstörungen.

b) Die Resorption der Ergüsse selbst zu erzwingen.

36. Die gewöhnlichste und die wichtigste Aufgabe der Punctionstheraphie ist die Beseitigung oder Verminderung der durch die Ergüsse bedingten Beschwerden und Functionsstörungen. Es sind dies für die pleuritischen Ergüsse hauptsächlich Dyspnoe und Circulationsstörungen mit allgemeiner Cyanose, Stauungshydrops und Verminderung der Harnabsonderung. Bei rechtsseitigem Pleuraergusse kommt nicht selten eine bedeutende Verdrängung der Leber zu Stande, welche zur Blutstauung in dieser mit Vergrösserung und Schmerzhaftigkeit des Organs führt. Als Folge dieser Stauungshyperämie der Leber kann sich sehr hochgradiger Ascites entwickeln.

37. Die Circulationsstörungen können sehr hochgradig sein, ohne dass bedeutende Dyspnoe besteht. Sie fehlen bei sehr grossen pleuritischen Exsudaten, welche ganz oder fast ganz ohne Dyspnoe bestehen können, niemals, und sie können unter allen Umständen die Ursache eines plötzlichen tödtlichen Collapses werden (Trousseau).

38. Diese Beschwerden und Circulationsstörungen sind allesammt abhängig von der Aenderung, welche der intrapleurale Druck durch die Exsudation erleidet. Bei grossen Ergüssen treten als Folge hiervon die Verdrängung des Herzens und der Leber, die sichtbare Erweiterung des Brustkorbes, das Verstreichen der Intercostalräume auf. Demnach sind gewiss diese Functionsstörungen in reinen Fällen ihrem Grade nach von der Grösse des Ergusses abhängig. Doch giebt es Fälle genug, in welchen kleine seröse pleuritische Ergüssen neben anderen in gleichem Sinne wirksamen

Factoren eine grosse Rolle spielen. Dies darf man daraus schliessen, wenn man nach Entleerung von nur 200—300 Cubikcent. bedeutende Besserung eintreten sieht.

39. Die Beschwerden und Functionsstörungen, zu welchen der Ascites führt, sind: bis zu heftigsten Schmerz- und Angstempfindungen sich steigerndes Druckgefühl, Erbrechen, Störungen der Verdauung, vollständiges Schwinden des Appetits, Störungen der Circulation in der Vena Cava ascendens und als Folge davon Oedem der Unterextremitäten und Verminderung der Urinsecretion; schliesslich bei starkem Hochstand des Zwerchfells Dyspnoe und allgemeine Circulationsstörungen.

40. All dies tritt beim Ascites erst ein, wenn derselbe eine bedeutende Grösse erreicht hat, welche aus der Ausdehnung des Bauches, der Spannung der Bauchwand und der Grösse der Dämpfung meist leicht erkenntlich ist. Bei hochgradigem Oedem der Bauchdecken kann die richtige Beurtheilung dieser Verhältnisse allerdings sehr schwer, ja unmöglich werden. (Vgl. 57).

## Indicationen für die Punction der Pleuraergüsse.

### a) Zur Beseitigung der durch die Ergüsse bedingten Störungen.

41. Wenn der Erguss sehr gross ist, so muss er unter allen Umständen und sofort punktirt werden, denn ein sehr grosser Erguss bedingt stets augenblickliche Lebensgefahr. (Trousseau's Indication. — vergl. 37. — Deren Richtigkeit ich oft genug erfahren habe!)

42. Sehr grosse Ergüsse sind solche, welche Dämpfungen hervorbringen, die den grössten Theil der vordern und hintern Brustwand einnehmen und bei denen deutliche Verdrängungserscheinungen (vergl. 38) vorhanden sind.

43. Auch kleinere Pleuraergüsse sollen punctirt werden, sowie man überzeugt sein darf, dass dieselben ganz oder theilweise die Ursache erheblicher Circulations- oder Respirationsstörungen sind. Ob der Erguss primär oder secundär

ist, ist vollkommen gleichgiltig. Er kann sehr wohl Ursache von Respirations- und Circulationsstörungen werden und sein, obgleich er selbst Theilerscheinung einer allgemeinen Wassersucht ist und obgleich er selbst erst in Folge von allgemeinen Kreislaufsstörungen oder von Krankheiten der Respirationsorgane aufgetreten ist, z. B. beim Hydrops der Nierenkranken und der Herzkranken und beim Hydrops in Folge von sogenanntem chronischen Lungenemphysem mit Bronchialkatarrh. Es wäre ganz falsch, wenn man glaubte. hier sei die Punction nicht am Platze! Im Gegentheil, gerade solche Zustände bilden das ergiebigste Feld für dieselbe. Oft bleiben alle andern Mittel wirkungslos, ehe nicht die Circulation und Respiration von der schädlichen Wirkung des Pleurargusses befreit ist, und gelegentlich genügt schon die Punction allein, um bei ruhigem Verhalten des Kranken eine normale Circulation herzustellen und zur Besserung des Hydrops zu führen.

44. Es ist übrigens ganz gewöhnlich, dass die pleuritischen Ergüsse viel grösser sind, als sie nach den sog. physikalischen Symptomen erscheinen — es muss geradezu als Regel aufgestellt werden, dass dieselben in ihrer Grösse unterschätzt werden. Sicher leitet in einzelnen solcher Fälle dann noch die Verdrängung des Herzens oder der Leber. Man soll sich dessen stets bewusst sein, dass es viele Fälle giebt, in welchen man erst nach dem Erfolge der Punction darüber urtheilen kann, wie gross der bestehende Pleuraerguss ist und wie weit derselbe an den bestehenden Circulations- und Respirationsstörungen schuldig oder nicht schuldig war. Man zögere in solchen zweifelhaften Fällen nicht mit der Punction.

45. Vor der Punction wird gewöhnlich die Probepunction vorgenommen. Bei der ersten Punction werden nicht mehr als 1000 ccm entleert. Hört das unterbrochene Ausfliessen (vergl. 29) schon früher auf, dann begnügt man sich mit weniger. Ist ein Erfolg erkennbar, so folgt bald, wenn nöthig, am nächsten Tage, oder am zweiten Tage, meist natürlich später, nach der ersten die zweite Punction.

Die Menge der zu entleerenden Flüssigkeit wird immer nach 29 beurtheilt. Zuweilen genügt die Entleerung unbedeutender Flüssigkeitsmengen um dem Kranken bedeutende Erleichterung zu verschaffen (vergl. 38). Natürlich ist die Punction um so sicherer wieder angezeigt, wenn sich die Beschwerden und Functionsstörungen wieder steigern, doch bleibt sie auch da nöthig, wo diese zwar gebessert, doch nicht verschwunden sind. Bei ganz grossen Ergüssen muss sie, wenn nicht schon nach der ersten Punction das Exsudat deutlich abnimmt und die Circulationsstörungen geringer werden (die Urinsecretion bedeutend zunimmt), selbst beim Fehlen subjektiver Beschwerden so gut wiederholt werden wie sie zum ersten Male vorgenommen werden musste. Vor Allem ist für die Fälle von acutester primärer exsudativer Pleuritis mit sehr grossem Erguss zu beachten, dass sich der Erguss anfangs oft enorm schnell wieder ansammelt; es kann dann alltäglich, ja sogar an einem Tage zweimal die Punction aus Indicatio vitalis nöthig werden. Gerade diese Fälle sind dankbar, sie nehmen weiterhin nicht selten einen günstigen Verlauf. — Wo doppelseitige Pleuraergüsse bestehen, wechselt man mit Bevorzugung des grösseren Exsudates, doch überzeugt man sich oft bald dass die Punction des einen (dann stets des grösseren) Ergusses allein wirksam oder weit wirksamer ist. Die Punction auf der andern Seite kann ohne Bedenken am Tage nach der ersten, ja auch an demselben Tage vorgenommen werden.

46. Wo die durch die Punction gebesserten Störungen sich bald wieder steigern, ist dies gewöhnlich auf Rechnung der Wiederausschwitzung des Ergusses zu setzen. Diese Wiederausschwitzung pflegt, wenn auch Anfangs schnell, später langsamer zu erfolgen.

47. Die Zahl, in welcher die Punctionen wiederholt werden müssen, kann, so zu sagen, unbegrenzt sein. Ich habe Fälle in Behandlung gehabt, in welchen die hochgradigsten Circulationsstörungen, welche zum Theil durch Herzschwäche, zum Theil durch einen bedeutenden Pleuraerguss bedingt waren, für Jahre vollständig rückgängig wurden, nachdem 1 1/2 Jahre hindurch Anfangs alle 4—8

Tage, dann alle 2—4 Wochen, schliesslich alle paar Monate einmal hatte punctirt werden müssen.

Zuweilen müssen, wie schon auseinandergesetzt, die Punctionen Anfangs noch häufiger wiederholt werden.

48. Es ist selbstverständlich, dass der Arzt die Zeit der Besserung, welche etwa durch die Punction bezw. die Punctionen erzielt wird, d. h. namentlich die Tage unmittelbar nach der Punction, aufs Energischeste benutzt, um die erreichte Wirkung durch Anwendung der geeigneten Mittel zu fördern. Die Besprechung dieser letzteren gehört nicht hierher.

49. Die etwaige günstige Wirkung der Punction (allein oder im Verein mit andern therapeutischen Eingriffen) äussert sich in der Abnahme der Dyspnoe, der Cyanose, des Anasarka (wo diese bestehen); am sichersten äussert sie sich im Verhalten der Urinsecretion. Diese soll reichlicher werden. Wird sie gross (über 1500), so ist dies recht günstig, wird sie sehr gross (über 2000), so ist dies sehr günstig. In beiden letzteren Fällen zögere man lieber etwas mit der Wiederholung der Punction; es wird diese dann oft unnöthig. Höchst überraschend tritt in vereinzelten Fällen die Resorption des Exsudates schon nach der Probepunction, bei welcher nicht mehr wie eine Pravaz'sche Spritze entleert wurde, ein. Ich habe es fünf Mal oder öfter, und zwar bei primärer Pleuritis gesehen, dass nach der Probepunction alle subjektiven Beschwerden plötzlich aufhörten, die Körpertemperatur zur Norm fiel und eine bedeutende Steigerung der Diurese begann, welche bis zu erfolgter Resorption des Ergusses anhielt. Auf dies Curiosum ist bereits in einer unter Gerhardts Leitung gearbeiteten Würzburger Dissertation aufmerksam gemacht.

### b) Zur Beförderung der Resorption.

50. Die Indicationen für die Punctionen bei Pleuraergüssen gestalten sich natürlich vielfach anders, wenn nicht (wie bisher) die Beseitigung der durch den Erguss bedingten Störungen, sondern die Beseitigung des Exsudates selbst angestrebt wird.

Für die grossen Exsudate (41.42) bleibt die Indication die gleiche auch von diesem Gesichtspunkte aus: sie sollen sogleich punctirt werden, denn die Erfahrung lehrt, dass sie spontan höchst selten resorbirt werden.

51. Auch bei Exsudaten geringerer Grösse sind die Aussichten auf spontane vollständige Resorption gering, wenn sie länger wie vier Wochen bestehen, ohne dass sich entschiedene Neigung zur Resorption zeigt. Dann spätestens soll man auch solche Ergüsse punctieren; hier genügt die ein- oder mehrmalige Entleerung einiger hundert Cubikcentimeter, um die Resorption anzuregen — falls dieses Ziel der Punction in dem betreffenden Falle überhaupt erreicht werden kann.

52. Ein fast sicheres Zeichen beginnender Resorption ist das Reichlicherwerden der Urinsecretion bis zu 1500 ccm täglich oder mehr, ebenso wie eine erheblich unter die Norm verminderte Urinsecretion ein fast sicheres Zeichen ist, dass die Resorption des Exsudates noch nicht begonnen hat. Die physikalische Untersuchung der Brust ergiebt viel später sicheren Aufschluss hierüber.

53. Im allgemeinen halte man die Regel fest, dass man auch aus der jetzt besprochenen Indication lieber nicht zu spät punctirt. Ob der Kranke noch fiebert oder nicht, ist überhaupt hierfür völlig gleichgiltig. Durch frühzeitige Punction wird man, ihre richtige Ausführung vorausgesetzt, kaum jemals Schaden anstiften, während sich die Wahrscheinlichkeit, dass die Resorption auch durch die Punction erzwungen werden kann, nach der vierten Woche mit jeder Woche mehr vermindert. Die Wahrscheinlichkeit für vollständige Resorption ist bei Exsudaten, welche mehrere Monate alt sind, unter allen Umständen eine geringe. Immerhin muss bei Exsudaten irgend bedeutender Grösse auch noch sehr spät der Versuch mit einer Punction gemacht werden, da sie gelegentlich doch noch nach derselben sogar schnell resorbirt werden, wenn auch wohl stets mit starker Thoraxretraction.

## Contraindicationen.

54. Die Punction stark hämorrhagischer, d. h. dunkelblutig aussehender Pleuraexsudate aus der Indication II b. ist nicht zu empfehlen, weil sie doch nicht zur Resorption gebracht werden. Dies schliesst die Punction solcher Exsudate aus den Indicationen der Nrn. 41, 43, 44 nicht aus.

Geringer Blutgehalt (röthliche Färbung) hat keine Bedeutung, meist ist derselbe auf eine leichte Blutung bei der Punction zurückzuführen.

55. Eitrige Pleuraexsudate soll man nur im Nothfall (Trousseau'sche Indication) punctiren. Eine Resorption eitriger Ergüsse nach Punction oder nach Punction und Verdünnen des Ergusses mit aseptischen Flüssigkeiten habe ich nie erreicht, sie ist jedenfalls sehr selten zu erzwingen und sicher zu stellen. Man verliert oft mit diesen Versuchen die kostbare Zeit für die Operation, d. h. die Eröffnung der Pleurahöhle durch Schnitt. Nach meiner Meinung soll in der Regel das eitrige Pleuraexsudat so bald wie möglich zur Thoracocentese gebracht werden. Auch bei vorgeschrittener Tuberkulose der Lungen wird man von der Operation nur dann Abstand nehmen dürfen, wenn das Exsudat keine Beschwerden und keine Infektionserscheinungen macht. Die merkwürdigen, der neuesten Zeit angehörigen Angaben (Netters), dass eitrige Pleura-Exsudate regelmässig durch einfache Punction geheilt werden können, falls sie keine anderen Spaltpilze als den Fränkel'schen Pneumococcus enthalten, müssen erst von dem Autor bewiesen werden.

Es giebt seröseitrige Pleuraexsudate, welche beim Stehen im Gefässe eine mehr minder reichliche Eiterschicht absetzen, über welcher eine fast rein seröse Flüssigkeit steht. Bei solchem Exsudat ergiebt die Probepunction nicht selten fast rein seröse, und erst die folgende Punction serös-eitrige Flüssigkeit. Bei solchen Exsudaten mag man es mit wiederholten Punctionen versuchen. Meiner Erfahrung nach freilich wird man, sofern man den Fall lange genug unter Augen behält, schliesslich doch zur Thoracocentese gedrängt.

Ueber die Punction eitriger Pleuraexsudate vergl. ausserdem 13 und 14.

56. Bestehen von Tuberculose der Lungen oder selbst Carcinom der Lunge bezw. Pleura ist keine Contraindication gegen die Vornahme der Punction, jedenfalls nicht gegen die aus den Indicationen der Nrn. 41, 43, 44.

Meiner Meinung nach ist sie sogar in solchen Fällen aus der Indication der Nr. 53 erlaubt. Ich habe öfters gesehen, dass auch in solchen Fällen die Punction die Resorption anregt und damit zu einer Besserung des Kranken führt.

## Indicationen für die Punction des Ascites.

57. In Nr. 39 und 40 ist bereits ausgeführt, dass Peritonealergüsse erhebliche mechanische Störungen erst dann herbeiführen, wenn sie eine erhebliche Grösse erreichen; demgemäss wird der Ascites aus dieser Indication viel später als der pleuritische Erguss punctirt.

Die Gefahr, ihn in seiner Grösse zu unterschätzen, besteht selten; öfter wird er überschätzt; man hüte sich, sich durch Oedem der Bauchdecken täuschen zu lassen vergl. 40.

Das in Nr. 47, 48, 49 Gesagte gilt auch für den Ascites. Für diesen ist dem dort Gesagten noch Folgendes hinzuzufügen: Bei allgemeinen Kreislaufstörungen (Herzfehler und Lungenemphysem) kommt sehr gewöhnlich atrophische Muscatnussleber (Cirrhose cardiac) zur Entwicklung. Diese kann die Ursache eines Ascites werden, welcher gelegentlich die höchsten Grade erreicht und (obgleich seinerseits Folge des Herzfehlers etc.) dennoch eine Hauptursache der schliesslich bestehenden allgemeinen Circulationsstörung wird.

58. Auch für die Resorption des Ascites ist die Punction sehr wichtig, in Sonderheit beim Ascites in Folge von Pfortaderstauung (Lebercirrhose etc.). Hier ist Rückbildung des Ascites möglich, wenn sich die bekannten Anastomosen

zwischen Pfortaderwurzeln und den Venen des grossen Körperkreislaufs entwickeln. Der Ausbildung dieser Anastomosen steht aber der Ascites selbst, sowie er eine beträchtliche Höhe erreicht, absolut hinderlich im Wege. Denn es können die gewünschten Venenerweiterungen in den Bauchwandungen, dem Zwerchfell, der Magenwand, den Leberligamenten etc. sich nicht entwickeln, wenn auf allen diesen Theilen (wie bei hochgradigem Ascites thatsächlich der Fall) ein sehr bedeutender positiver Druck lastet. Daher verhindere man durch die zeitige Punction immer wieder, dass es zu einem hohen Druck im Ascites kommt; dann erreicht man es schliesslich gar nicht ganz selten, dass jene Anastomosen sich entwickeln und der Ascites theilweise oder fast ganz resorbirt wird.

59. Für die Häufigkeit und Schnelligkeit, in welcher die Punctionen des Ascites sich folgen dürfen, giebt es wiederum, so zu sagen, kaum eine Grenze; an Erschöpfung in Folge des Eisweissverlustes bei den Punctionen sah ich kaum einen Menschen sterben, auch wenn sich die Punctionen Anfangs in fünftägigen Zwischenräumen, später in längeren Zwischenräumen beliebig oft wiederholten. Der erschöpfende Einfluss, den der durchaus nicht bedeutende Verlust an Eiweiss etc. vielleicht haben kann, wird durch den günstigen Einfluss der Punction auf Appetit und Verdauung mehr als compensirt. Die Kranken, welche in Folge einer Peritonealpunction angeblich an Erschöpfung gestorben sind, starben, von ganz von der Punction unabhängigen Complicationen abgesehen, meiner Erfahrung nach an Peritonitis durch Infection bei der Punction, und diese muss und kann vermieden werden. Aus diesem Grunde ist es sehr wichtig den Ascites bei jeder Punction so vollständig wie irgend möglich zu entleeren (vergl. Nr. 34).

60. Das in Nr. 56 Gesagte gilt auch für den Ascites, d. h. gar nicht so selten tritt nach mehrfach wiederholter, sehr selten schon nach einmaliger Punction auch bei Neubildungen des Peritoneum Resorption des Ascites ein.

G. Otto's Hof-Buchdruckerei in Darmstadt.

FSC
www.fsc.org
MIX
Papier | Fördert gute Waldnutzung
FSC® C083411

Zeitfracht Medien GmbH
Ferdinand-Jühlke-Straße 7
99095 Erfurt, Deutschland
produktsicherheit@kolibri360.de